**Docteur GUIRAUD**

PHARMACIEN DE 1ᵉ CLASSE

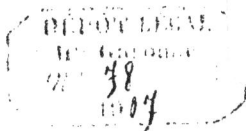

# ESSAI DE TRAITEMENT

DE

# L'INSUFFISANCE CÉRÉBRALE

## Par les injections de suc de cerveau

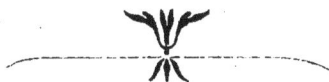

**TOULOUSE**

GIMET-PISSEAU, Éditeur

66 — Rue Gambetta — 66

—

1907

# ESSAI DE TRAITEMENT

DE

# L'INSUFFISANCE CÉRÉBRALE

## Par les injections de suc de cerveau

# Docteur GUIRAUD

PHARMACIEN DE 1ᵉ CLASSE

# ESSAI DE TRAITEMENT

DE

# L'INSUFFISANCE CÉRÉBRALE

*Par les injections de suc de cerveau*

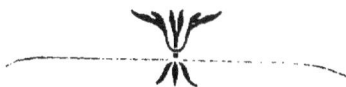

TOULOUSE

GIMET - PISSEAU, Éditeur

66 — Rue Gambetta — 66

1907

# CONSIDÉRATIONS GÉNÉRALES

Les progrès qu'a faits l'étude des maladies mentales ont eu pour conséquence d'écarter peu à peu dans cette étude les considérations purement psychologiques et d'y introduire, par contre, des notions anatomo-pathologiques.

Ces notions acquises ont une grosse importance au point de vue doctrine.

Notre maître, M. le professeur Rémond, n'admet plus des maladies du *moi* considéré comme entité morbide.

Dans son livre « des maladies mentales », il donne au chapitre, sur le développement du moi, le sous-titre significatif « *Nihil est in intellectu quod non prius fuerit in sensu* ».

C'est là une question capitale de philosophie. que nous n'avons pas la prétention de résoudre.

2

Quoiqu'il en soit, que l'on accepte la phrase déjà citée ou que l'on y ajoute : *« nisi ipse intellectus »*, il n'en est pas moins vrai que toutes nos manifestations psychiques : raison, sensibilité, imagination, ne peuvent s'accomplir sans participation de l'écorce cérébrale.

L'écorce cérébrale est le lieu d'*élaboration*, la cause immédiate du moi, de l'âme pour les uns.

L'écorce cérébrale permet la *manifestation* extérieure, sociale, allions-nous dire, du moi, pour les autres.

Le pallium est l'organe créateur. Le pallium est l'organe intermédiaire produisant la cristallisation d'une âme, d'un moi ignoré, donc, non existant sans le cerveau.

Les médecins philosophes ont des représentants illustres dans chaque doctrine et il nous suffira de dire qu'au vingtième siècle existent des médecins aliénistes, vitalistes et des médecins matérialistes.

Il y a donc dans le cerveau des parties spécialisées sièges de l'intelligence, de la sensibilité, de l'imagination.

*Flechsig* les place dans ses fameuses zones d'association. Flechsig a été conduit à admettre des centres d'association en étudiant le mode d'apparition de la myéline autour des fibres nerveuses des hémisphères.

Son centre d'association *antérieur* ou frontal
serait le centre de la conscience de la personna-
lité (Persönlichkeitsbewustsein). C'est à son centre
d'association *postérieur* ou temporo-pariétal que
se rendent les impressions visuelles, tactiles et
auditives pour y être analysées, fixées par le sou-
venir, comparées à d'autres et y provoquer ainsi
des réactions psychiques. C'est son centre d'association *moyen* ou sylvien « qui réunit en un seul
tout toutes les régions corticales, sensitives, motrices, dont l'intégrité est indispensable à la
conservation du langage articulé, et principale-
ment les impressions auditives avec les images
motrices des lèvres, de la langue, du voile du
palais et du larynx » (Van Gehuchten).

*Grasset*, dans son « anatomie clinique des centres nerveux », divise les centres psychiques
en centres du *psychisme inférieur* et centres du
*psychisme supérieur*. Les neurones du psychisme
inférieur, disséminés, agglomérés par endroits
dans le manteau cérébral, forment le « polygone
cortical ».

Au-dessus sont réunis les neurones du *psychisme
supérieur* dans ce que Grasset a appelé le
« Centre O ».

Grasset a soin de dire que c'est là une concep-
tion plus pysiologique qu'anatomique : « La con-
ception de ce centre physiologique supérieur, dit-

il, est indépendante des théories métaphysiques et religieuses de chacun. Je n'ai aucune tendance à chercher, comme on me l'a reproché, le siège anatomique de l'âme, et à imiter *Descartes* quand il la plaçait, je crois, dans la glande pinéale.

Je dis simplement que pour le physiologiste et pour le clinicien, il y a dans le psychisme humain, des fonctions supérieures et des fonctions inférieures : à ces fonctions diverses doivent correspondre des neurones divers (ou des fonctions diverses des mêmes neurones). Je désigne par O l'ensemble des neurones qui président au psychisme supérieur et j'appelle polygone cortical l'ensemble des neurones qui président au psychisme inférieur ou automatique. Voilà tout.

Ajoutons cependant que ces centres ne sont pas nettement délimités. Pour notre maître, le professeur Rémond et Lagriffe, partout, dans tous les neurones, les réactions sont semblables. *Il n'y a pas en somme de centre.*

« Grâce aux voies commissurales, de projection et d'association, toutes les portions du névraxe sont en communications les unes avec les autres; il serait donc téméraire de chercher à délimiter exactement des centres. On voit ainsi combien il est facile de comprendre qu'une lésion, même minime et microscopique d'une région fonctionnelle importante ou de plusieurs régions, est

susceptible de retentir fortement sur un organe
dont l'unité de fonctionnement constitue seule
pour nous le centre psychique ». (Rémond).

Pour le professeur Rémond le *centre psychique*
n'existe pas. Ce serait plutôt, si l'on pouvait s'ex-
primer ainsi, un centre physiologique qu'un centre
anatomique. Le moi est le résultat de l'unité de
fonctionnement du cerveau.... et même de tout
l'encéphale.

Quoiqu'il en soit, sont nécessaires à la confec-
tion du moi, et la substance cérébrale grise et la
substance cérébrale blanche. Le moi normal suppose un pallium et une substance blanche nor-
males anatomiquement et physiologiquement.
Toute maladie mentale sera la conséquence d'une
lésion fonctionnelle ou d'une lésion anatomique
d'une de ces deux substances ou des deux substances à la fois.

Ces lésions sont choses fréquentes et *doivent*
être fréquentes. Le cerveau, au point de vue phi-
logénétique, est un organe nouveau, en voie de
perfectionnement. Sa perfectibilité même suppose
instabilité.

De même que dans la main, organe phylogéné-
tiquement nouveau (Poirier), les anomalies sont
très fréquentes, de même dans le cerveau les anomalies et les lésions.

Ce point est nettement expliqué par le professeur Rémond, pour qui le cerveau est une moelle en formation. La moelle, pour lui, étant définitivement formée, les instincts primordiaux dont elle est le siège ou l'origine sont fixes, et remarquablement logiques. « En somme, si la moelle et le bulbe représentent le réceptacle des actes fixés, c'est-à-dire des actes qui, grâce à une mémoire héréditaire, n'ont plus besoin de voir intercaler dans leur arc, une aperception, le cerveau, dernière portion développée du névraxe, est encore en voie d'évolution philogénique, et c'est à son niveau que les sensations encore mal déterminées viennent chercher, en quelque sorte, le mot d'ordre ou mieux encore le conseil. Si l'on trouve dans le cerveau un certain nombre de groupes cellulaires auxquels, déjà, l'habitude a assigné un rôle exclusif, il en est encore évidemment bien d'autres dont les attributs sont plus généraux et qui n'ont pu encore trouver leur emploi dans la division du travail.

« Le cerveau est une moelle en formation, et de même que chez les organismes jeunes, la cause la plus petite est capable de produire des déterminations morbides plus ou moins grandes, de même, grâce à cette sorte d'instabilité fonctionnelle qui caractérise le cerveau, il suffit trop souvent de la moindre des choses pour entraver ou pour modifier le fonctionnement de toutes ses parties constitutives ». (Rémond).

..... Le cerveau est donc un organe très facilement malade et ses maladies sont les maladies mentales, dont nous nous expliquons la fréquence. L'élément cellulaire peut être atteint, de même que l'élément fibrillaire.

De ce que le microscope ne décèle pas toujours une lésion il ne faut pas conclure à la non-existence de cette lésion.

En effet, plus que dans tout autre organe nous aurons ici (puisque le centre psychique est en somme « une unité de fonctionnement »), des lésions purement fonctionnelles.

Et, c'est ici qu'apparait la notion d'*insuffisance cellulaire* telle que l'ont créée Nageotte et Ettlinger et d'autre part M. le professeur Rémond (de Metz). Pour bien comprendre cette notion d'insuffisance cellulaire nous croyons devoir citer en entier la définition et l'explication qu'en donne notre maitre, M. Rémond :

« De même que nous admettons des insuffisances rénales ou hépatiques avec des altérations cellulaires, parfois tellement minimes que nos moyens d'investigation ne peuvent souvent arriver à les déceler, de même que nous admettons que, par suite d'adultérations anciennes, ayant pu ne laisser aucune trace, un individu peut présenter des points faibles, de façon qu'à l'occasion de la moindre cause, il fera une néphrite par exemple, alors que son voisin fera une pneumopathie, un troisième individu, rien du tout; de même, en psychiatrie, pour être logique, pour faire concorder la pathologie mentale avec toute la pathologie, nous pouvons et nous devons admettre des états d'imminence morbide de la cellule nerveuse. Maladie sans lésions, disent les auteurs, sans lésions appréciables, ajoutons-nous, parce que tout organisme avant d'être malade souffre, que la souffrance est la période prodromique de la maladie elle-même. Par conséquent, pas de lésions ne veut pas dire pas de substratum anatomique; lésion, changement sont des concepts inséparables de l'idée de temps et cela est justement démontré entièrement, pour la cellule nerveuse. Dans l'intoxication par le malonnitril, par la toxine tétanique, nous voyons l'organisme présenter des réactions nerveuses anormales, alors que les groupes cellulaires sont encore microscopiquement sains, et réciproquement nous voyons aussi, alors que ces réactions ont cessé depuis un assez long temps, ces groupes cellulaires être encore microscopiquement malades.

Nous sommes donc en droit de dire que l'insuffisance de la cellule nerveuse peut exister sans que cet élément présente un changement de structure. Cela est surtout vrai pour les troubles élé-

mentaires de nutrition, résultant d'un apport san-
guin insuffisant. La diminution des aptitudes
dynamiques au cours de l'inanition, ne traduit
pendant longtemps aucune altération organique
visible.

Lugaro, Chiozzi, chez des chiens soumis à l'inanition, n'ont commencé à trouver des altérations
de la cellule nerveuse qu'à partir du 62e jour.

Voilà pourquoi, dans les psychoses, on ne
trouve pas toujours, non plus, des altérations
cellulaires. La principale caractéristique de la
manie, de la mélancolie, des délires aigus est le
trouble circulatoire... Si l'on ne décrit ordinaire-
ment aucune altération cellulaire dans la manie
comme dans la mélancolie, c'est d'abord parce
que les examens histologiques de ces cas sont
excessivement rares, la terminaison fatale étant
la grande exception, et parce qu'en deuxième
lieu, la cellule peut parfaitement souffrir, et les
troubles psychiques démontrent qu'elle souffre,
sans que cette souffrance se traduise objective-
ment par une altération quelconque ». (Rémond,
de Metz).

Une chose ressort nettement de tout ce que nous
venons de dire.

C'est que chaque trouble psychique suppose
un substratum anatomique.

La psychiâtrie est donc une branche de la *pathologie* et nous n'avons plus le droit avec *Lasègue* de distinguer dans les maladies mentales des états mixtes tenant à la fois de la psychiâtrie et de la pathologie.

Notre maître comparant le cerveau à la moelle et *démontrant* que le premier est de même nature que la moelle, avec cette différence qu'il n'est pas encore terminé, patiné par le temps, classe les maladies mentales (maladies du cerveau, répétons-nous) comme l'on a déjà classé les maladies de la moelle.

De même que dans la moelle épinière il y a des lésions de la substance grise, des maladies localisées dans la substance blanche, et des lésions disséminées partout, de même qu'à côté des *myélites localisées* il y a les *myélites diffuses*, de même dans le cerveau il y a :

1° Des maladies de la cellule cérébrale ou Polio-encéphalites ;

2° Des maladies des prolongements de la cellule ou Leuco-encéphalites ;

3° Des Encéphalites totales dont la paralysie générale est l'exemple le plus typique.

Dans cette classification rentrent absolument toutes les maladies mentales.

Nous sommes donc autorisé (si ce n'est obligé)

à traiter les maladies mentales *comme les autres maladies* d'un organe quelconque, et si par exemple, pour la glande hépatique et pour la glande rénale on parle d'opothérapie hépathique ou rénale, pour remédier à l'insuffisance de la cellule hépatique et rénale, de même nous pourrons tenter de remédier à l'insuffisance de la cellule cérébrale par *l'opothérapie cérébrale*.

C'est ce que notre maître a essayé de faire. Avec son élève Voivenel, il a multiplié les expériences dans son service de Clinique des maladies mentales et ces premières expériences ont autorisé tous les espoirs.

Ce sont ces observations que nous rapportons. Notre thèse n'est pas une question de doctrine. Si nous avons exposé assez longuement que les maladies mentales sont des maladies du cerveau et simplement des maladies du cerveau, c'est, d'une part, parce que *ce fait* qui a contre lui des siècles de théories philosophiques et de discussions âpres, est encore discuté par beaucoup d'auteurs, et, d'autre part, ce développement nous a paru indispensable pour établir *la logique* du procédé thérapeutique exposé dans notre travail.

Les faits ont-ils demontré la réalité de cette logique ?

Notre modeste étude est donc avant tout une étude clinique.

Le temps nous a manqué pour ajouter une étude expérimentale; mais nous ne regrettons qu'à demi cette brèche parce que d'autres plus autorisés que nous se promettent de la combler.

Quoi qu'il en soit, nous estimons que le faisceau d'observations que nous présentons a son intérêt.

Les études physiologiques ne feront que le compléter. Il entre d'ailleurs une grosse part de physiologie dans une étude clinique et quiconque prend le pouls et la respiration par exemple avant, et après avoir donné un médicament à un malade, étudie en partie l'action de cette substance sur la circulation et sur la respiration.

Ajoutons que nous n'avons pu suivre nos malades que quarante jours. C'est là l'inconvénient d'un service d'observation.

Si l'on nous objecte cependant qu'avant de se prononcer sur l'opothérapie cérébrale, il faudrait connaître ce que donne cette opothérapie pendant un laps de temps assez grand, nous répondrons que c'est déjà beaucoup que d'améliorer rapidement un malade, de soulager les crises quand elles apparaissent.

D'ailleurs la méthode est jeune, les expériences récentes. Les premiers malades ont été traités, il y a trois ou quatre mois.

Nous en avons revus certains depuis leur sortie de la Clinique et pour l'un d'eux en particulier,

(G.... Maximilien, 18 ans), observation 1, l'amélioration a persisté absolue.

Voilà donc un garçon qui, pendant plusieurs
mois, aura profité du traitement suivi pendant son
séjour à la Clinique.

Si les troubles psychiques réapparaissent,
rien n'empêchera de recommencer le traitement
comme on traite une insuffisance rénale quand elle
réapparaît.

# Différentes tentatives d'opothérapie
## dans les maladies mentales.

————

Notre maître, le docteur Rémond, préconise l'opothérapie et dans les lésions de la cellule nerveuse, les polio-encéphalites, et dans les lésions de la substance blanche, les leuco-encéphalites.

Déjà des tentatives d'opothérapie avaient été faites. On avait essayé des injections de substance grise, et même des injections d'un autre organe.

En 1889, BROWN-SÉQUARD inventa la méthode des injections de liquide testiculaire. Aussitôt cette méthode eut un retentissement extrême, et l'on essaya de l'appliquer un peu à tout.

Il en est ainsi de la plupart des grandes méthodes nouvelles. Le principe est créé et chacun veut en trouver une application à lui spéciale. Nous avons un exemple frappant de cette ten-

dance dans la *méthode de Bier*, si célèbre aujour-
d'hui, quoique jadis employée par Ambroise Paré.

Cette méthode, d'une part, a donné d'excellents
résultats et, d'autre part, a été lancée par un alle-
mand, double raison pour faire de la congestion
artificielle une panacée universelle et inventer des
appareils bizarres pour provoquer la congestion
du poumon tuberculeux, etc...

Quoiqu'il en soit, un an après les publications
de Brown-Séquard, en 1890, Mairet expérimenta
sur des mélancoliques les injections de liquide
testiculaire. Il traita ainsi quatre cas de mélancolie
avec stupeur : « Ces injections de liquide testiculaire produisirent bien chez les malades une sur-
excitation du système nerveux portant sur l'intelligence, la sensibilité et la motilité, mais elle ne
fut que passagère, puisqu'elle cessa quelques jours
après les injections. Mais à côté de cette action
immédiate, il s'en produisit une autre plus dura-
ble, c'est une action tonique, régulatrice de la circulation et de la nutrition.

*En définitive, résultats thérapeutiques nuls, les
malades retombant vite dans leur état antérieur
dès qu'ont cessé les injections.* » (Ant. Ritti).

Trois ans plus tard, en 1893, Cullerre appli-
qua sur des mélancoliques la méthode de la *transfusion nerveuse* de Constantin Paul.

Cette méthode se rapproche beaucoup de la méthode que nous exposons.

Elle consiste à remédier à l'état mélancolique en injectant tous les deux jours de la substance grise au cinquième, à la dose de 4 grammes.

Les résultats psychiques auraient été nuls, au contraire de l'action somatique excellente.

Ajoutons, enfin, que CROCQ et FRANCOTTE, LE-GRAIN et BOURDIN proposèrent et expérimentè-rent les injections de *phosphate de soude*.

Ces injections étaient basées sur le même prin-cipe que la méthode précédente.

Les conclusions de Legrain et Bourdin ont éta-bli l'inefficacité du phosphate de soude pour amé-liorer l'état psychique...

Ici aussi, l'état physique aurait été amélioré et l'organisme stimulé par les injections.

Les conclusions de ces trois méthodes parais-sent donc très nettes :

. *Echec* au point de vue mental, et RITTI dans son « traitement de la mélancolie » écrit : « Les injec-tions de liquide testiculaire ou phosphatique, de même que la transfusion nerveuse, ne semblent pas devoir constituer, dans l'état actuel de nos connaissances, un mode de traitement de la mé-lancolie; elles ne peuvent être considérées que

comme adjuvant pour obtenir dans certains cas
l'amélioration de la santé physique ».

Ces échecs n'ont point découragé notre maître.
Que l'injection de phosphate de soude ou celle de
liquide testiculaire soient sans résultats, cela est
logique !

Mais l'échec de l'opothérapie cérébrale, de la
« transfusion nerveuse » paraît illogique.

L'insuffisance cérébrale étant admise — et elle
est plus qu'admise, elle est démontrée — on a le
droit, sinon le devoir d'essayer d'y remédier par
l'opothérapie.

Ce qui est vrai pour la cellule thryroïdienne ou
testiculaire, doit être vrai pour le neurone cérébral.

Brown-Séquard et d'Arsonval, dans les *Arch.
de Physiologie* de juillet 1891, écrivent : « Chaque
tissu et plus généralement *chaque cellule* de l'organisme secrète pour son propre compte des produits ou des ferments spéciaux qui, versés dans le
sang, viennent influencer par l'intervention de ce
liquide toutes les autres cellules rendues ainsi
solidaires les unes des autres, par un mécanisme
autre que celui du système nerveux; »

D'après la définition de Manquat « l'opothérapie
a pour but de remplacer une sécrétion interne,
absente ou insuffisante, par une substance organique remplissant le même but qu'elle. »

Nous pouvons donc pour traiter une insuffisance mentale, injecter à l'organisme du suc de
cerveau.

M. le docteur Rémond (de Metz) a fait préparer
par le laboratoire Chaix, sous le nom de *cérébrine
blanche* et de *cérébrine grise* des extraits de substance grise et de substance blanche.

On s'est servi, sur nos indications, du cerveau
de chien. L'animal fraîchement tué, on prend la
substance grise dans les circonvolutions, le cer-
velet, les corps opto-striés ; la substance blanche
dans la couronne rayonnante de Reil.

Cérébrine blanche et cérébrine grise sont com-
posées à parties égales du tissu et de la solution
physiologique.

On a ainsi une solution transparente, incolore,
que, de préférence, il faut employer très fraîche.

---

(1) Nous avons été obligé de nous adresser à un laboratoire
outillé pour la préparation en grand des liquides physiologiques mais, en disant qu'il s'agit d'une trituration de substance
cérébrale dans le liquide physiologique (NaCl 7, H² O 500 ; gly-
cérine 500), nous éviterons toute suspicion d'avoir voulu *spé-
cialiser* cette méthode.

# Technique opératoire

CONSTANTIN PAUL, pour sa « transfusion nerveuse », pratiquait l'injection sur les côtés de l'abdomen, au niveau des flancs, ou en arrière au bas de la région dorsale, près de la région lombaire.

L'injection était faite très lentement.

Il injectait 5ᶜ deux fois par semaine chez les ataxiques, plus souvent chez les neurasthéniques.

MM. *Rémond* et *Voivenel* pour leurs injections ont choisi la région fessière. Ils ont fait des injections intra-musculaires.

Toutes les précautions d'antisepsie étaient préalablement prises,

On se servait d'une seringue en piston et tube de verre plus faciles à stériliser.

Aiguilles en platine iridié de *Debove* : aiguilles longues.

L'aiguille était enfoncée généralement au *point de Imirnoff*, c'est-à-dire à deux travers de doigt environ en arrière et au-dessus du grand trochanter.

Pour ne pas piquer toujours au même endroit l'injection était quelquefois faite, soit au point de Galliot, soit au point de Barthélémy.

*A* : Au *point de Galliot*, c'est-à-dire au milieu d'une ligne horizontale passant à deux travers de doigt au-dessus du grand trochanter et d'une ligne verticale, parallèle au pli interfessier et passant à deux travers de doigt de ce pli.

*B* : Au *point de Barthélémy*, c'est-à-dire au milieu d'une ligne qui joint le sommet du pli interfessier à l'épine iliaque antéro-supérieure et qui répond au bord externe du muscle grand fessier.

On piquait alternativement l'une et l'autre fesse.

L'aiguille de 5 centimètres était toujours enfoncée complètement et perpendiculairement au muscle.

Presque jamais il ne venait de sang.

L'injection était poussée lentement.

On injectait, soit 1 centimètre cube tous les deux jours, soit deux centimètres cubes.

*Effets locaux.* — La douleur immédiate variait avec les malades ; elle n'était jamais très marquée, surtout lorsque l'aiguille était enfoncée franchement. Nous n'avons jamais vu de rougeur au niveau de la piqûre. Jamais d'abcès. Souvent le malade se plaignait, dans la journée, d'un vague endolorissement de la région. Deux malades se sont plaints de douleurs dans la partie postérieure de la cuisse. Ces douleurs qui ont duré quelques heures furent très probablement dûes à la piqûre d'une branche du nerf petit sciatique. Enfin, un autre malade, pendant deux piqûres consécutives, a boité légèrement dans la journée de la piqûre.

*Effets généraux.* — Jamais les injections n'ont provoqué de malaise général. La température ne s'est jamais élevée, le pouls ne s'est pas modifié sauf dans l'instant qui suivait la piqûre où il y avait augmentation du nombre des pulsations.

Les injections n'ont, au point de vue général, jamais causé le moindre trouble.

Dans ses expérimentations de transfusion nerveuse, Constantin (Paul) avait dans un cas observé une petite induration qui ne disparut qu'au bout de quelques jours, et dans un autre cas, un léger œdème qui persista quatre à cinq jours.

# Maladies justiciables des injections de cérébrine

---

La cérébrine grise sera utile dans les maladies de la cellule cérébrale.

La cérébrine blanche rendra des services dans les lésions des parties blanches du cerveau.

---

## CÉRÉBRINE GRISE

---

Notre maître divise dans sa classification les polio-encéphalites en trois groupes :

A. *Traduisant une* INSUFFISANCE CELLULAIRE PAS-SAGÈRE :

Mélancolie.

Manie.

Délires aigus (cauchemars, subdélire, délire des pyrexies, délire aigu, délire des intoxications, y compris la psychose polynévritique et la confusion hallucinatoire).

B. *Traduisant une* INSUFFISANCE PÉRIODIQUE *ou état tel que la cellule est constamment en imminence d'insuffisance :*

Folies périodiques et folies circulaires; folies des. névroses constitutionnelles (neurasthénie, hystérie, épilepsie), folie des dégénérés.

C. *Ayant déterminé une* INSUFFISANCE DÉFINITIVE *(naturellement cette insuffisance pourra n'intéresser qu'une partie du cerveau) :*

Incomplets ou dégénérés (invertis sexuels, impulsifs, obsédés, etc.), imbéciles, idiots.

Dans ce dernier groupe où une partie du cerveau est en état d'insuffisance définitive, l'opothérapie cérébrale ne donnera pas grand chose. Un organe ou une partie d'organe définitivement insuffisant ne peut être remplacé par un extrait d'organe.

Mais, dans les deux premiers groupes les injections de cérébrine grise peuvent donner d'excellents résultats.

D'abord les *insuffisances périodiques* de la cellule cérébrale peuvent être améliorées et comme prévenues par l'opothérapie.

Ces malades ne sont au point de vue mental que des *incomplets*. Beaucoup, comme les neurasthéniques se trouvent sur les « *frontières de la folie* ».

La *neurasthénie* ou mieux les *états neurasthéniques* « état beaucoup plus que véritable maladie » (Rémond) est passible de cérébrine. Les obsédés, les impulsifs, doivent être améliorés par la cérébrine. Nous disons *doivent* parce que nous ne publions pas d'observation d'impulsif, d'obsédé. Au moment où nous allons faire imprimer notre thèse, il y a, salle Pinel, un jeune homme impulsif auquel M. *Voivenel* fait des injections de cérébrine grise. Les résultats en seront publiés plus tard.

*La folie hystérique* est nettement un état d'insuffisance cellulaire, puisque une intoxication, une infection peuvent faire apparaître les signes caractéristiques de l'hystérie, ce « rétrécissement du champ de la conscience » (P. Janet). Il y a de l'insuffisance dans les neurones des centres d'association de *Flechsig*.

Le somnambulisme suppose un état très net d'insuffisance du centre O de GRASSET.

Ces états peuvent être nettement justiciables de l'opothérapie.

Dans l'observation n° 7, la malade est une hystérique. Elle est angoissée, craint d'avoir un can

cer utérin, a de l'auto-suggestion. Les injections de
cérébrine grise l'améliorèrent notablement.

*Folie épileptique.* — Nous considérons aussi
la folie épileptique comme capable d'être améliorée par des injections de cérébrine. Ici, la lésion
cellulaire est moins discutable : « Dans la neurasthénie et dans l'hystérie, l'altération anatomique
nous échappe ; dans l'épilepsie, au contraire, on
peut se rendre compte, dans un très grand nombre
de cas, de la nature de la lésion. Elle peut apparaître consécutivement à un traumatisme, un traumatisme crânien, ou à une tumeur cérébrale chez
un individu normal auparavant. Dans une autre
série de cas, elle résulte, soit d'une auto-intoxication comme l'urémie, soit d'une intoxication habi-
tuelle comme l'alcoolisme et l'absinthisme... Enfin,
dans la plupart des cas où l'épilepsie s'accompa-
gne d'un trouble mental susceptible de rentrer
dans le cadre des maladies mentales, il s'agira
d'individus porteurs d'une tare héréditaire. Ce
sera une tare lourde ; l'épileptique est le dernier
ou l'avant-dernier d'une race qui s'éteint » Rémond (de Metz).

Dans le groupe que le professeur Rémond appelle groupe de l'insuffisance périodique, nous
voyons que toutes les subdivisions sont susceptibles des injections de cérébrine. Ces injections
pourront surtout être utiles dans les *folies pério-*

diques et les *folies circulaires*. Malheureusement, pendant la période d'expérimentation que résume notre travail, nous n'avons pu recueillir aucune observation de folie périodique et de folie circulaire.

Dans le groupe B de la classification du professeur Rémond nous avons pu cependant observer une *folie hystérique* (obs. 7) ; les résultats donnés par la cérébrine ont été excellents ; une *folie neurasthénique* (obs. 4) légèrement améliorée par l'opothérapie cérébrale ; enfin, une *folie de dégénéré* chez un paludique où l'insuffisance cellulaire a été assez améliorée pour permettre au malade de reprendre son métier après être resté quarante jours dans la Clinique d'observation.

---

Les maladies qui dépendent surtout du traitement opothérapique sont celles qui composent le premier groupe des polio-encéphalites du professeur Rémond, les *délires aigus*, la *manie*, la *mélancolie*.

*Les délires aigus.* — Ici, l'insuffisance cellulaire améliorable est si indiscutable qu'on peut très bien en classer les variétés et la pathogénie. Tous les délires dépendent d'une modification chimique du sang, que cette modification soit le résultat d'une intoxication ou d'une auto-intoxication.

Les modifications cellulaires sont magistralement décrites dans le livre du professeur Rémond. Nous citerons en entier tout le chapitre des modifications cellulaires des délires aigus, parce que cette étude anatomo-pathologique prend une énorme importance médicale et même *philosophique*, puisqu'elle démontre nettement que tout trouble mental, pour si passager qu'il soit, est la réaction cellulaire d'une *cellule malade*.

« Les infections peuvent agir sur le cerveau de deux manières, soit en déterminant la pénétration dans le sang de toxines microbiennes, soit en ralentissant les échanges et la désassimilation ou en exagérant leur marche, grâce aux troubles vasculaires qui accompagnent l'infection.

C'est ainsi que, dans les néphrites, on observe tantôt une albuminurie profuse par lésions cellulaires, toximicrobiennes comme dans la scarlatine, tantôt une albuminurie minimale sous l'influence de perturbations mécaniques vasculaires causées par l'infection, comme dans la tuberculose. Évidemment toutes ces distinctions ne sont qu'artificielles et, dans tous les cas où l'une et l'autre cause interviennent, ce ne sont que les extrêmes qui permettent d'établir les distinctions. Nous ne parlons pas ici des altérations micro-

biennes directes, elles sont assez rares et rentrent
trop complètement dans la pathologie nerveuse
ordinaire pour que nous ne les laissions pas de
côté. C'est encore à l'action des produits solubles
charriés par le sang qu'il faut rattacher les délires consécutifs aux intoxications. Celles-ci recon-
naîtront comme point de départ tantôt l'insuffisance circulatoire des cardiopathies chroniques et
ces deux chapitres ne forment, en réalité, qu'un
seul groupe dans lequel les accidents résultent
de l'élimination insuffisante de substances dont
la production est normale et n'a rien d'exagéré,
tandis que dans les délires de surmenage, d'épui-
sement, les phénomènes traduisent l'encombre-
ment des « humeurs » par une masse de produits
de déchet de tout genre. Dans ce même groupe
des intoxications, viennent encore se ranger les
accidents d'origine thyroïdienne, le délire de
l'ictère grave, etc. Enfin, les différents poisons
tels que l'alcool, la morphine, la belladone, le
maïs avarié, déterminent des accidents délirants
aigus, qui viennent forcément prendre place à
côté de ceux que nous venons de mentionner.

Toutes ces causes déterminent de la polio-encéphalite; mais lorsqu'elles se répètent, lorsqu'elles
agissent pendant un temps prolongé, les infections
comme la syphilis, les intoxications comme l'alcool en excès, entraînent des lésions de sclérose

vasculaire et, consécutivement, la substance blanche se trouve ainsi atteinte : nous retrouverons ces formes mentales quand nous nous occuperons des formes mixtes.

Dans tous ces cas, la cellule nerveuse est atteinte à des degrés divers.

La cellule est d'abord atteinte de chromatolyse; les granulations chromatophiles se groupent à la périphérie, plus rarement autour du noyau. Le noyau pâlit, se déforme, le nucléole devient plus apparent; plus tard, la matière chromatique se dissout et la cellule se colore uniformément; les prolongements deviennent moins nets, perdent leurs fuseaux chromatiques; plus tard encore, on constate de la dégénérescence graisseuse avec vacuolisation et fissuration du corps cellulaire, c'est-à-dire que les éléments de remplissage (cellules de la neuroglie) et les neuronophages (globules blancs) commencent leur œuvre, qui se terminera en fin de compte par de la sclérose.

Ces lésions sont celles de tous les parenchymes possédant un élément noble et placés sous l'influence des causes que nous venons d'énumérer.

L'anatomie pathologique cellulaire est la même partout et la fonction nerveuse ne conserve au protoplasma que d'illusoires privilèges. » (Rémond).

Tous les délires aigus sont bien tributaires de la cérébrine. Elle ne peut qu'aider à un rétablissement que le simple repos de l'organe amène si fréquemment.

Qu'est le cauchemar? Un délire par auto-intoxication d'un surmené. Il disparaît avec le repos et un régime alimentaire approprié quand les voies digestives supérieures sont saburrales.

Le cauchemar est de même nature que le délire des maladies infectieuses. Ce dernier est causé par l'infection, alors que le cauchemar est une auto-intoxication. Si le neurone cérébral reste insuffisant après la période aiguë de la maladie l'extrait de cerveau redonne à l'organisme ce *quid proprium* que sécrète la cellule cérébrale, et atténue les symptômes morbides psychiques.

Le même résultat se produira pour le délire par intoxication.

Il faut ajouter que chez les dégénérés présentant des signes d'insuffisance thyroïdienne, l'opothérapie thyroïdienne sera tout indiquée.

*Manie.* — Nous ne voyons pas trop à quoi servirait la cérébrine dans la manie. Cette dernière résulte, en effet, d'une nutrition cérébrale exagérée. La cellule cérébrale ici sécrèterait trop. Pourquoi lui donner ce qu'elle a en excès?

*Mélancolie.* — La mélancolie est le type des maladies mentales susceptibles d'être améliorées par la cérébrine. Le mélancolique possède un système nerveux usé. Rien n'est cassé, démoli dans sa mécanique cérébrale, mais cette mécanique fatiguée ne rend plus.

Cette usure se manifeste très souvent par crises, et le moindre changement dans la physiologie de l'organisme peut déclancher cette crise. La mélancolie apparaît soit à la puberté, soit à l'occasion de l'établissement des règles ou de leur cessation. La mélancolie puerpérale est classique. Chez la femme enceinte très facilement le neurone cérébral devient insuffisant... On voit apparaître la mélancolie, non seulement pendant la grossesse, mais encore chez les accouchées et les nourrices. A la suite d'éclampsie on voit souvent apparaître une mélancolie toxique.

La cause de l'insuffisance cellulaire peut être, soit l'anémie gravidique, soit, au contraire, les congestions encéphaliques qui se produisent dans le courant de la grossesse. L'hérédité est très souvent à la base de cette mélancolie puerpérale (MARCÉ, BALL). Le professeur Rémond dit : « Ne devient pas mélancolique qui veut ».

L'évolution du trouble psychique permet, d'ailleurs, d'induire à l'existence d'une insuffisance. Les mélancoliques sont des *insuffisants.* Il y a

chez eux une inhibition des processus psychiques :
« Cette inhibition qui peut aller jusqu'à l'arrêt
complet (idée fixe), se traduit, lorsqu'elle est simple, par une sensation d'ennui, de vide moral ; le
malade se plaint d'un affaiblissement de sa mémoire et d'une *diminution générale de ses facultés* ».

L'insuffisance de la cellule nerveuse est, ici, si
caractéristique que le grand sympathique, lui-
même, est atteint du même trouble. Toutes les
sécrétions sont diminuées; la peau est sèche, les
glandes digestives sécrètent mal, d'où sitiophobie.

Ces caractères généraux se retrouvent dans
chaque forme de la mélancolie : mélancolie sans
délire; mélancolie simple avec délire; mélancolie
avec angoisse; mélancolie avec stupeur.

En résumé : « *La mélancolie est due à une nutrition cérébrale insuffisante comme qualité ou
comme quantité* ».

Voilà donc, la maladie typique justiciable des
injections de cérébrine grise. L'action du suc de
cerveau sera d'autant plus nette que l'insuffisance
du neurone cortical sera moins marquée, c'est-à-
dire que des quatre formes de mélancolie, la mélancolie simple devra être le plus rapidement améliorée.

# CÉRÉBRINE BLANCHE

---

Lorsque les causes qui créent les polio-encéphalites se reproduisent (syphilis, alcoolisme chronique) les vaisseaux cérébraux se sclérosent, et à la suite de la polio-encéphalite, apparaît la leuco-encéphalite.

La substance blanche cérébrale est lésée, comme par exemple la substance blanche de la moelle dans le tabes.

Notre maître prétend que le substratum anatomique du délire chronique, du délire systématisé progressif est la lésion de la substance blanche.

Il insiste sur les analogies avec le tabes qui est comme un délire systématisé progressif de la moelle.

Dans le délire chronique, à côté des interprétations délirantes variables avec chaque sujet, se trouvent des caractères immuables « plutôt objectifs » : les *hallucinations auditives progressives*.

Comme dans le tabes, ici, nous trouvons une période d'incubation analogue à la période préataxique; la maladie atteint des malades âgés et ne rétrocède pas.

« Eh bien! dès l'abord, nous pouvons dire qu'une affection qui se présente toujours semblable à elle-même, dont l'évolution est fatale, qui ne rétrocède jamais, qu'une telle maladie ne peut être qu'une maladie organique, surtout lorsque cette maladie aboutit fatalement à la démence dont nous connaissons le substratum anatomique, expression de l'usure. » (Rémond).

Pour expliquer l'hallucination progressive de l'ouïe constante dans le délire chronique, aux théories psychiques (Esquirol, Falret), aux théories périphériques (Ballet, Régis), le professeur Rémond préfère la théorie psycho-physiologique de Baillarger et Ritti.

L'anatomie pathologique, d'ailleurs, est venue donner raison à notre maître, expliquant le délire chronique par une lésion de la substance blanche. LAGRIFFE a publié dans les *Archives de neurologie* de 1901, le cas d'un malade ayant eu des hallucinations auditives progressives et présentant un abcès du lobe temporal droit, les *fibres seules ayant été lésées.*

Nous avons entendu parler d'une observation de même nature qui aurait été recueillie par le docteur Coulonjou à l'asile de Braqueville. Malheureusement nous n'avons pu nous procurer cette observation.

Enfin le docteur Lagriffe a bien voulu nous communiquer l'observation suivante assez nette aussi :

*Observation.* — Le malade Edmond Laffite entre à la Clinique de Toulouse le 27 avril 1901, et y meurt en fin mai de la même année.

Tuberculeux à la période cavitaire, malade depuis le 10 avril environ, il présentait un délire assez bien systématisé de persécution avec hallucinations de la vue et de l'ouïe. Les Juifs lui en voulaient et il se reprochait amèrement d'avoir été antisémite; il était donc un ancien persécuteur nettement devenu persécuté, et comme tel présentait quelques idées d'auto-accusation et d'indignité. Au milieu de tout cela on voyait émerger quelques idées de grandeur et de satisfaction. A l'autopsie on trouva une gomme tuberculeuse du lobe temporal gauche.

Si nous avons insisté sur le substratum anatomique du délire chronique, c'est parce que c'est là une théorie neuve à peine née, soutenue par le professeur Rémond.

Pour pouvoir faire des injections de cérébrine blanche, il faut être sûr que, dans au moins une variété de maladies mentales, il y aura lésion de la substance blanche... et de la substance blanche seule. Ce fait n'est pas encore assez admis pour que nous ayons pu l'exposer sans y insister.

Donc, les paranoïas et le délire systématisé progressif, quoique ne rétrocédant pas, pourront être améliorés par la cérébrine blanche. Il suffirait d'une amélioration même légère, pour se féliciter d'avoir appliqué à ces cas l'opothérapie cérébrale.

Le temps nous manque et nous avons malheureusement dû nous borner à l'étude de l'opothérapie dans les polio-encéphalites, nous réservant de traiter, sans doute plus tard, l'étude de l'opothérapie cérébrale dans les leuco-encéphalites.

# OBSERVATIONS

## OBSERVATION PREMIÈRE

(Recueillie par M. Voivenel, interne du service)

———

**Mélancolie simple** chez un surmené de 18 ans.

———

**Echec absolu de l'opium. — Succès
de la cérébrine grise**

———

G... (Maximilien), 18 ans, entre à la Clinique en décembre 1906.

*Antécédents héréditaires.* — Chargés. Fils de vieux, père, 56 ans ; mère, 42 ans.

*Le père,* âgé actuellement de 74 ans, est cassé, artérioscléreux, de petite taille, pâle et rechigné, peu intelligent, a eu d'une première femme 10 enfants.

*La mère,* femme de chambre pendant vingt ans, était, raconte le mari « sérieuse, dévouée et *triste* ». Il y a cinq ans, venant d'étendre du linge au soleil, elle fut prise d'une crise de folie brusque avec excitation, cris et besoin de briser les objets environnants.

Depuis cette époque est restée internée à l'asile de Braqueville.

*Antécédents collatéraux.* — Des dix demi-frères ou sœurs du malade, sept sont morts jeunes. Il reste trois frères normaux dont l'un âgé de 50 ans.

*Antécédents personnels.* — Né à terme. Rien de particulier dans son enfance. Pas de maladies infectieuses. Enfant très intelligent et très vif. Premier aux études, premier au gymnase. « Il était très bout-en-train » dit le père.

On le met employé de commerce dès sa sortie de l'école. Dès l'âge de 16 ans, placé chez un bijoutier, il doit tenir une partie de la comptabilité et faire la petite correspondance. En moyenne dix heures de travail par jour.

Ce travail qu'il doit faire sans transition aucune, sans entraînement, le fatigue. Il souffre de la tête le soir « se sent sans courage ».

Depuis un mois à peu près travail confus, erreurs fréquentes dans les lettres, rêvasseries qui le prennent au milieu de sa besogne.

Entre à la Clinique le 30 novembre 1906.

Petite taille, gracile, pâle, faciès amabilis, cheveux noirs abondants, fins et ondulés. Cils et sourcils très fournis.

Capacité crânienne : 1320 cm. c. Brachycéphale.

Oreilles : 5 cm. 3, bien ourlées.

Nez : 5 cm., sans déformation. Dents et palais typiques.

La sensibilité générale est normale. Les réflexes normaux (le réflexe rotulien est cependant légèrement exagéré). Le champ visuel est à peine rétréci.

Au point de vue psychique, pour quelqu'un non prévenu, ce garçon paraît normal. Les réponses sont cohérentes, mais il paraît en état de passivité, de dépression douloureuse.

Il a conscience de la diminution de sa volonté et il en souffre. « Je me sens malade du cerveau ».

Au point de vue physique pas un seul trouble, sauf constipation qu'une purgation fait vite disparaître.

*Urines :*

### CARACTÈRES GÉNÉRAUX

| | |
|---|---|
| Volume de 24 heures............ | 1 litre. |
| Couleur..................... | Jaune ambrée. |
| Aspect...................... | Lég. trouble. |
| Dépôt...................... | Fort peu abondant. |
| Odeur...................... | *Sui generis.* |
| Consistance................. | Fluide. |
| Réaction.................... | Acide. |
| Densité..................... | 1030. |

### ÉLÉMENTS NORMAUX

| | Par litre. | Par 24 heures. |
|---|---|---|
| Urée.................. | 27,30 | 27,30 |
| Ac. urique............. | 0,61 | 0,61 |
| Azote total............ | 14,80 | 14,80 |
| Acide phosphorique total...... | 2,02 | 2,02 |
| Chlorures............. | 12,85 | 12,85 |

### ÉLÉMENTS ANORMAUX

| | Par litre. | Par 24 heures. |
|---|---|---|
| Indican............... | Traces | Traces |

| | Urine normale | Urine à examiner |
|---|---|---|
| Rapport azoturique............ | 85 à 90 | 84 |
| — de l'ac. urique à l'urée.... | 2 à 3 | 2,6 |
| — de l'ac. phosphoriq. à l'urée. | 10 à 12 | 10,7 |

*Traitement.* — Repos absolu au lit. On institue le traitement opiacé. Laudanum de Sydenham, 5 gouttes d'abord, puis progressivement jusqu'à 40 gouttes. Ce traitement n'a d'autre résultat qu'une constipation opiniâtre et des malaises stomacaux très marqués.

L'état mélancolique loin de s'améliorer s'accentue. Jusqu'ici il n'existait qu'une simple dépression nerveuse sans idée délirante, mais l'inquiétude se précise et apparait l'idée de *démérite* et *d'indignité.*

Le 24 décembre on fait la première piqûre de cérébrine — point de Smirnoff.

Une injection de 1 cm. c. à jour passé jusqu'au 20 janvier (le malade sorti le 5 janvier est en effet, ensuite, revenu chaque deux jours pour suivre le traitement).

Après la troisième injection, amélioration notable. Les conseils et les encouragements paraissent avoir de l'influence sur l'état moral du malade.

L'idée de démérite et d'indignité diminue et *disparait complètement* après la onzième injection.

Quand le malade quitte la Clinique, il dort, il n'est plus inquiet et ne présente aucun phénomède morbide au point de vue psychique.

*Au point de vue physique.* — Les piqûres de cérébrine n'ont occasionné aucun trouble. Digestions bonnes. Pouls variant entre 70 et 80. Respiration entre 16 et 20.

A quatre reprises différentes, le jour de la piqûre et pendant cinq à six heures, douleur à la cuisse sur le trajet du petit sciatique.

Voici une observation très probante. Le repos au lit et l'opium n'empêchent pas la mélancolie d'augmenter, tandis que la cérébrine semble faire tourner court cette maladie.

## OBSERVATION II

### (Recueillie par M. Voivenel).

———

**Mélancolie avec stupeur chez un timide et un surmené.**

———

**Amélioration notable par la cérébrine grise.**

———

Pradon, laboureur, 18 ans, entre à la Clinique le 30 décembre 1906.

*Antécédents héréditaires.* — *Père* : « timide et sauvage » selon l'expression de l'oncle du malade, 45 ans, non alcoolique, malingre et pâle.

*Mère :* « dégourdie et délurée » d'après le même oncle.

*Antécédents personnels.* — Garçon né à terme, n'ayant jamais eu de maladies infectieuses, mais craignant beaucoup sa grand'mère qui le maltraitait. Timidité.

Bon élève. Travaille beaucoup à l'école.

A beaucoup grandi en 1906 et s'est fortement anémié.

Il y a trois semaines, étant allé à un mariage, il prit quelques privautés avec une jeune fille. Remords exagéré. Il va consulter un prêtre « pour une communication importante ».

— « Je suis deshonoré », lui dit-il.

— « C'est un secret-orgueil qui m'a perdu... Je ne suis plus digne d'être votre ami ».

Capacité crânienne, 1460 cm. c.

Pâle, anémié, peau sèche; langue blanche; constipé. Mutisme. Indifférence absolue. Reste dans la position où on le met. Pouls, 60; respiration, 16.

*Urines :*

### CARACTÈRES GÉNÉRAUX

| | |
|---|---|
| Volume de 24 heures .......... | 2 litres. |
| Couleur...................... | jaune ambrée. |
| Aspect............... ....... | limpide. |
| Dépôt ....'................... | insignifiant. |
| Odeur....................... | *sui generis.* |
| Consistance................. | fluide. |
| Réaction.................... | acide. |
| Densité..................... | 1022. |

### ÉLÉMENTS NORMAUX

| | Par litre. | Par 24 heures. |
|---|---|---|
| Urée...................... | 18.45 | » |
| Ac. urique................ | 0.50 | » |
| Azote total............... | 9.07 | » |
| Acide phosphorique total ...... | 1.12 | » |
| Chlorures................. | 5.20 | » |
| Acidité .................. | 0.50 | » |

| | Urine normale. | Urine à examiner. |
|---|---|---|
| Rapport azoturique................ | 85 à 90 | 80 |
| — de l'ac. urique à l'urée...... | 2 à 3 | 2,7 |
| — de l'ac. phosphorique à l'urée | 10 à 12 | 6, 2 |

Pendant les quatre jours où le malade n'est traité que par le repos au lit, son mutisme est absolu. Les muscles du visage, surtout le muscle frontal, sont contractés. Le malade a les yeux constamment fixés à terre.

Il refuse de prendre des aliments. On doit le nourrir avec la sonde.

*Cérébrine* le 4 janvier jusqu'au 4 février. 11 piqûres.

Dès la quatrième, répondait par oui ou non! Accepte sa nourriture.

Dès la septième, manifeste son désir de manger à l'heure des repas.

Puis s'améliore peu à peu, se met de lui-même sur le lit au moment des piqûres.

Le 26 janvier, léger embarras gastrique, mutisme presque absolu, purgation.

Départ le 4 février sur la demande des parents.

———

## OBSERVATION III (Personnelle).

------------

### Mélancolie avec délire apparue au moment de la ménopause. Idées de damnation.

------------

**Le traitement par l'opium ne donne rien alors que l'action de la cérébrine se fait sentir.**

------------

Fournier (Joséphine), 48 ans.

Rien dans les antécédents.

Début avec la *ménopause*.

Esprit faible, intelligence médiocre.

Début par insomnie. Puis dépression douloureuse, ne fait plus son ménage et l'interrompt pour « réfléchir et rêver ». Puis peu à peu s'installent des idées de *culpabilité* et de *damnation*.

*Entrée le 22 novembre 1906.*

Idées de culpabilité et de damnation.

Facies régulier; front haut; capacité crânienne : 1,400 cm. c.; hypertrophie du corps thyroïde; poils bien implantés sur le pubis et les aisselles.

Continence des sphincters; tremblements marqués de la langue et des mains.

Marche normale ; cœur et poumons normaux ; artério-sclérose ; pouls tendu ; tendance à la cyanose. Pendant les trois premiers jours a présenté un léger œdème des malléoles.

La respiration est souvent saccadée au moment des visites où la malade exagère ses plaintes.

*Fonctions digestives.* — Appétit diminué ; langue sèche et saburrale ; constipation.

*Peau* sèche ; pas de troubles génitaux ; insomnie.

*Anxiété extrême.* — Ne peut rester en place ; va et vient sans but, gémit, pleure, implore. *Elle est damnée ! Il faut qu'on la tue.*

*Urines :*

#### CARACTÈRES GÉNÉRAUX

| | |
|---|---|
| Volume de 24 heures.......... | 4 litres. |
| Couleur................. ... | Jaune ambrée. |
| Aspect.................... | Limpide. |
| Dépôt.................... | Insignifiant. |
| Odeur............. ...... | *Sui generis.* |
| Consistance............... | Fluide. |
| Réaction..... ........... | Acide. |
| Densité.................. | 1008. |

#### ÉLÉMENTS NORMAUX

| | Par litre. | Par 24 heures. |
|---|---|---|
| Urée.. ................ | 7,26 | 29,04 |
| Ac. urique................. | 0,15 | 0,60 |
| Azote total... ............. | 4,25 | » |
| Acide phosphorique total...... | 0,01 | 2,11 |
| Chlorures................. | 3,07 | 12,28 |
| P²o⁵ de phosphate alcalin...... | 0,150 | 1,83 |
| P²o⁵ de phosphates terreux.... | 0,156 | 0,61 |

## ÉLÉMENTS ANORMAUX (Néant)

| | Urine normale. | Urine à examiner |
|---|---|---|
| Rapport azoturique.............. | 85 à 90 | 78 |
| — de l'ac. urique à l'urée.... | 2 à 3 | 2 |
| — de l'ac. phosphoriq. à l'urée. | 10 à 12 | 9 |
| — Chlorures à l'urée........ | 10 à 12 | 11 |

*Opium :* jusqu'à 60 gouttes. Crie moins ; mais l'anxiété morale est remplacée par un malaise physique ; coliques.

*Cérébrine :* le 12 décembre, jusqu'au 31 décembre, dix piqûres.

Amélioration nette ; toujours angoisse ; mais ne demande plus à ce qu'on la tue et se plaint moins d'être possédée du diable.

Pas d'accidents.

## OBSERVATION IV

### (Recueillie par M. Voivenel).

---

## Folle neurasthénique. Insuffisance de la cellule cérébrale

---

### Dix piqûres. Légère amélioration

---

Mathé Pierre, 18 ans.

*Antécédents héréditaires.* — Rien à signaler.

*Antécédents personnels.* — Né à terme, rougeole, pas de maladies infectieuses, écolier moyen, peu communicatif, s'engage à 18 ans.

Les fatigues du service l'éprouvent; travaille beaucoup; « suit le peloton »; étudie avec beaucoup d'application la « théorie »; est bon soldat et arrive rapidement brigadier.

Mais « rêveur »; peu « attentif »; oublie parfois d'exécuter des ordres et a des colères soudaines, surtout marquées dans sa famille.

*Entré à la clinique le 21 novembre 1900.* — Faciès pâle; légèrement bouffi; lèvres et paupières anémiées; cheveux et yeux noirs; cils abondants; palais ogival;

capacité crânienne, 1360 c. c., brachycéphale; front étroit.

La glande thyroïde est difficilement perceptible; pas d'œdème des membres inférieurs; cœur normal dont les battements augmentent quand on ausculte le malade; pouls, 75 souple; respiration normale.

*Urines :*

### CARACTÈRES GÉNÉRAUX

| | |
|---|---|
| Volume de 24 heures............ | 1 lit. 500. |
| Couleur ..................... | jaune ambrée. |
| Aspect ..................... | trouble. |
| Dépôt ..................... | blanchâtre. |
| Odeur..................... | *sui generis.* |
| Consistance ................. | fluide. |
| Réaction ................... | alcaline. |
| Densité ................... | 1026. |

### ÉLÉMENTS NORMAUX

| | Par litre. | Par 24 heures. |
|---|---|---|
| Urée . ................... | 13.21 | » |
| Ac. urique.................. | 0.29 | » |
| Azote total.................. | 6.85 | » |
| Acide phosphorique total...... | 1.37 | » |
| Chlorures................... | 4.82 | » |
| P²O⁵ de ph. alcalins.......... | 1.03 | » |
| P²O⁵ de ph. terreux.......... | 0.39 | » |

### ÉLÉMENTS ANORMAUX

| | Par litre. | Par 24 heures. |
|---|---|---|
| Album. totale................. | Traces. | |
| Indican..................... | — | |

| | Urine normale. | Urine à examiner. |
|---|---|---|
| Rapport azoturique................. | 85.90 | 88 |
| — de l'ac. urique à l'urée...... | 2 à 3 | 2,1 |
| — de l'ac. phosphorique à l'urée | 10 à 12 | 10 |
| — chlorures à l'urée.......... | 40 à 42 | 36 |

Réflexes patellaires un peu diminués; verge et testicule normaux; poils bien implantés.

Garçon *taciturne*, inactif, mais s'irritant très facilement, surtout quand son cousin vient le voir.

Sans *idées générales*; n'a qu'un idéal : arriver sousofficier.

*Nostalgique* dans ses lettres assez cohérentes, mais où les moindres faits se grossissent.

Se *plaint de ses chefs*; donne volontiers des conseils à son frère et « voit la vie pleine d'embûches ».

Accepte volontiers son séjour à la Clinique.

*Repos au lit. Purgation.*

Etat stationnaire.

*Cérébrine*, dès le 11 décembre; sortie le 31 décembre.

On n'a pu faire que 10 piqûres.

Il semble cependant que le malade soit moins taciturne. Peu changé au moment des visites, au dire de la sœur du service et des infirmiers, il « est dans la journée plus ouvert et moins inquiet ».

Les piqûres de cérébrine n'ont causé absolument aucun trouble physique.

# OBSERVATION V

## (Recueillie par M. Voivenel).

————

### Dégénérescence psychique. Paludisme.

————

**Amélioration très marquée par la cérébrine.**

————

Chartrou Marius, 28 ans, menuisier, entré le 31 décembre 1906. Était déjà entré le 14 novembre 1901.

*Antécédents héréditaires.* — Rien à signaler.

*Antécédents collatéraux.* — Un frère mort à 3 ans de méningite?

*Antécédents personnels.* — Pas de maladie de l'enfance. Va à l'école, dès son jeune âge se montre d'une intelligence plutôt au-dessous de la moyenne. Sa famille prétend cependant qu'il avait une certaine bonne volonté, mais à 13 ans il ne veut plus travailler et ne se présente pas au Certificat d'Etudes.

*Onanisme* dès son bas âge.

Quelque temps après sa sortie de l'école on est obligé de le faire enfermer. Il quittait constamment son travail, ne supportait aucune observation, caractère *extrêmement violent: Maison de correction.*

Au bout de quatre à cinq jours le médecin déclare que l'enfant est plutôt un malade et qu'il faut incriminer ses habitudes d'onanisme.

On le met alors à La Grave où il est soigné pendant quelque temps.

A sa sortie, son état avait paru s'améliorer, mais, deux ou trois ans après, à 17 ans, brusquement, il présente pendant six mois, un *mutisme opiniâtre*. Il abîme le travail qui lui est confié. Contracte *habitudes alcooliques*.

A 18 ans, engagement volontaire dans la marine, touche 200 francs de prime, les dépense et ne se rend pas au corps.

*Conseil de guerre*, prison, lacère ses effets, deux ans de pénitencier, séjour aux colonies, *paludisme*, mauvaise conduite, cent cinquante jours de prison en tout.

Au bout de sept ans de service à Dakar, nouveau *Conseil de guerre* ; on reconnaît son état mental et on le rapatrie avec un congé libérable.

Voyage de Bordeaux à Toulouse sans argent. Accès de paludisme. Grivèlerie. Disputes avec ses parents pour argent.

*Entre le 12 novembre 1901.*

Bon état physique, appétit conservé.

Pédérastie, onanisme.

Troubles de l'instinct de conservation, n'a peur de rien.

Instinct de destruction.

Instinct de la motilité, pas de troubles de la marche.

*Ecriture :* majuscules et fioritures.

*Parole :* normale, logorrhée.

*Idées :* mémoire normale, refuse d'obéir à toute règle.

*Amoral :* frappe les vieillards ; tout au plus une certaine affection pour sa famille ; affection pour un épileptique du service, violent pour les autres malades.

Sa présence constituant un danger, *Braqueville.*

A sa sortie, toujours violent, mais travaille... Alcoolisme.

*Rentre à la clinique le 31 décembre 1900.*

Paludisme.

Accès chaque soir, fièvre entre 38°5 et 39°3; pouls entre 90 et 96. Le stade de frisson est assez peu marqué.

Etat *saburral des voies digestives, constipation.*

Quinine, purgation.

Le malade parait moins violent qu'à sa première entrée, du moins au service.

*Instinct de destruction* très marqué.

Continue à n'avoir peur de rien, mais ne crie pas et ne menace personne.

L'état gastrique parait dominer chez lui son état mental et l' « abrutir ».

Quinine pendant dix jours, cessation des accès.

Le 9 janvier : *cérébrine,* 1 cm. c. à jour passé, jusqu'au 9 février.

L'état du malade s'est fortement amélioré. Sous l'influence du régime lacté, digestion excellente. Le malade parait moins « anarchiste », parle de son avenir, se préoccupe de trouver du travail à sa sortie, aurait plaisir à revoir ses parents. Il se rend utile, cause avec ses

voisins et répond toujours normalement aux questions
qu'on lui pose.

*Pas de troubles physiques* sous l'influence de la cérébrine. Quelquefois, douleurs à la partie postérieure de
la cuisse et gêne passagère de la marche.

## OBSERVATION VI

### (Recueillie par M. Voivenel).

———

**Angoisse. Phobie, chez une jeune femme d'autre part
intelligente et raisonnable.**

———

**Amélioration très marquée par la cérébrine grise**

———

Voici une observation intéressante où la malade ana-
lyse elle-même ses sensations et ses phobies.

Impressions de la malade :

« Vers le milieu du mois de mars, j'ai été prise brusquement, un matin, en faisant ma toilette, de la peur de
devenir enragée, et cette sensation était tellement forte,
qu'il me semblait que j'allais mordre une de mes sœurs
qui se trouvait près de moi.

« A partir de ce moment-là, je fus très tracassée, et
une quinzaine de jours après je m'alitais avec une forte
fièvre (fièvre que le médecin qui me soignait ne sut pas
bien définir.

« Je restai au lit une huitaine de jours et pendant ma
convalescence mes craintes sur la rage n'allèrent qu'en

augmentant. Il me semblait toujours que j'allais mordre et je ne cessais pas de pleurer.

« Le docteur S... m'ayant conseillé un séjour à la campagne ainsi que l'éloignement de ma famille, j'ai été passer quinze jours chez des amis. Là, je me suis sentie plus calme, c'est-à-dire que je n'avais plus de crises de larmes, mais mes idées de rage étaient toujours les mêmes et je me lavais les mains vingt fois par jour.

« Au bout de quinze jours je rentrai dans ma famille, et vingt-quatre heures après je recommençais à pleurer.

« Huit jours après on se décidait à me mettre chez le docteur Noguès, que j'avais été consulter. La veille de mon entrée dans cet établissement vint se joindre à mes craintes sur la rage, la peur de me suicider, car je savais qu'une dame s'y était suicidée, et je craignais d'en faire autant.

« Chez Noguès, je me trouvai beaucoup plus calme, mes idées de rage étaient très atténuées; le suicide au contraire plus accentué. Je me faisais mettre tous les soirs des cadenas à mes fenêtres.

« Enfin je n'avais presque pas de crises de larmes, me sentant rassurée par la présence continuelle d'un médecin, et étant très distraite par les jeunes femmes et les personnes qui m'entouraient.

« Je suis entrée dans cet établissement le 13 juin, j'en suis sortie le 25 juillet, à 1 heures de l'après-midi.

« Tout de suite, en arrivant chez moi j'ai pleuré, et il en a été ainsi pendant huit jours; je n'arrêtais pas du matin au soir, et mes larmes finissaient par de véritables folies. Pour me calmer on me donnait deux douches par jour et je ne parvenais à m'endormir qu'en prenant plusieurs cuillères d'un sirop que m'avait ordonné mon médecin.

« Au bout de huit jours de cette vie, ma famille m'envoyait à Carmaux passer les mois d'août et de septembre chez des amis d'abord, chez un cousin ensuite.

« Le premier mois fut mauvais, car mes amies avaient un chien et, les idées de rage avaient complètement repris le dessus tandis que celles du suicide diminuaient ; elles me revenaient de temps à autre, mais ne me tracassaient pas trop.

« Fin août j'allai m'installer chez ma cousine, à la Direction des mines. Ayant là un grand centre de distractions, d'amusements, j'étais moins nerveuse et ne pleurais plus du tout ; mais l'idée de la rage subsistait toujours et je continuais toujours à me laver les mains. Je dois cependant reconnaître que lorsqu'on faisait une partie de campagne, lorsqu'on se divertissait d'une façon quelconque, je ne pensais plus, mais plus du tout, à la rage, j'étais très gaie, et à ces moments-là, j'aurais frôlé un chien sans crainte.

« Enfin, la veille de mon départ pour Toulouse, sachant que je devais rentrer seule, la pensée du suicide me reprit, et ma cousine me voyant inquiète, me raccompagna.

« Pendant une dizaine de jours je fus assez calme, quoique la rage et le suicide fussent continuellement dans ma pensée.

« Quinze jours après mon retour, je fus reprise de crises de larmes qui décidèrent ma famille à me conduire chez le docteur Sipière. Les trois premières semaines de son traitement semblèrent me faire du bien ; j'étais plus gaie, quoique l'idée de la rage n'eût pas complètement disparu. Cependant je dois reconnaître que j'avais beau essayer de me tracasser sur ce sujet-là, je n'y parvenais pas facilement.

« Quant au suicide je m'en trouvais complètement débarrassée et je n'y pensais plus du tout.

« Malheureusement, vers le milieu de novembre, le docteur S... ayant abandonné la psychothérapie et ne me tenant plus que de longs discours philosophiques, (il avait également éloigné les visites), je recommençai à pleurer, à perdre toute confiance et à me considérer comme incurable. Les premiers jours de décembre je compris qu'il ne pouvait plus rien pour moi, et à la suite d'un rendez-vous qu'il ne tint pas, je fus prise d'un véritable désespoir et je me couchai. C'était le 9 décembre. A partir de ce jour-là, l'idée de la rage prit des proportions formidables, et n'a été qu'en augmentant.

« Voyant que tout était terminé avec le docteur S... on essaya de me faire hypnotiser par le médecin de la famille qui, au bout de trois séances, y a renoncé. Ce médecin ayant paru étonné que la psychothérapie ait pu me guérir complètement de l'idée du suicide, cette idée m'est immédiatement revenue.

Je suis tellement surexcitée et la rage a pris une telle proportion chez moi, que je suis quelquefois obligée d'avoir recours à mon médecin, qui vient lui-même me faire manger, me déboucher ma bouteille de vin, etc., voulant que personne dans la maison ne me touche et ne s'approche de moi, même à une grande distance.

*Traitement.* — Douze piqûres de cérébrine ; on injecte à chaque piqûre 2<sup>cc</sup> 1 2 de cérébrine.

Après la première piqûre la crise d'angoisse annoncée n'a pas eu lieu.

Jusqu'à la huitième piqûre, la malade continue à avoir chaque jour une crise de larmes.

A partir de la huitième piqûre elle est restée dix-sept jours sans pleurer.

La phobie, l'angoisse ont disparu.

Repos à la douzième piqûre.

---

## OBSERVATION VII

### (Recueillie par M. Voivenel).

----

**Hypocondrie chez une hystérique.**

----

**La malade est à peu près guérie quand elle quitte la clinique.
14 piqûres.**

----

D.... Louis, 31 ans, entre à la Clinique le 22 décembre 1906.

*Antécédents héréditaires.* — *Mère* nerveuse, morte d'un cancer utérin.

*Père :* rien de particulier, pas d'alcoolisme.

*Antécédents collatéraux.* — A habité Saïgon. N'a pas eu les fièvres, mais une entérite (intoxication). D'après la malade : « elle a eu le cerveau pris ». Crises où elle chantait, pleurait, criait.

Ces crises ont coexisté avec l'état le plus aigu de l'entérite et ont disparu en même temps que la maladie intestinale diminuait·

*Antécédents personnels.* — Rougeole dans l'enfance, a toujours été nerveuse, n'a jamais eu de crise typique d'hystérie. A l'époque de la puberté « fut beaucoup plus nerveuse », eut à ce moment la sensation de boule hystérique, des suffocations et des tournements de tête, pas assez forts cependant pour aller jusqu'à la perte de connaissance.

Elle a toujours été capricieuse, et d'un caractère très versatile. Pleurait et riait sans motif.

Depuis que sa mère est morte d'un cancer utérin, c'est-à-dire depuis trois mois, *autosuggestion*. Elle se croit malade d'un cancer utérin et en éprouve tous les symptômes. Prétend, comme sa mère, avoir des douleurs de ventre irradiées ver le coccyx ou vers le pli de l'aine. Elle dit avoir des pertes rouges « qui sentent mauvais ». — « Ma matrice est très enflée ».

*Examen physique.* — Pas de déformation du crâne et de la face, brachycéphale, oreilles bien ourlées, palais ogival.

*Appareil sensitif.* — Quelques plaques d'anesthésie disséminées, plutôt hypoesthésie qu'anesthésie complète. Anesthésie du pharynx. Les réflexes tendineux et les réflexes cutanés persistent.

*Appareil moteur.* — Pas de contractures, pas de paralysies. La marche est normale. Les mouvements des membres très exacts.

*Organes sensoriels.* — Rétrécissement assez marqué du champ visuel. Le rouge est vu bien mieux que les autres couleurs, pas de troubles de l'audition.

Goût : préférence marquée pour les aliments piquants, vinaigre, etc.

Odorat : paraît normal.

*Système vaso-moteur.* — Dermographie.

Pas de troubles viscéraux.

*Cœur :* normal, la pointe bat dans le cinquième espace. Pouls bien frappé, 70.

*Poumon :* normal, respiration, 16.

*Urines :*

### CARACTÈRES GÉNÉRAUX

| | |
|---|---|
| Volume de 24 heures.......... | 750 cc. |
| Couleur .................... | jaune ambrée. |
| Aspect .................... .. | légèrement trouble. |
| Dépôt ..................... | peu abondant. |
| Odeur........'............ | *sui generis.* |
| Consistance................ | fluide. |
| Réaction .................. | acide. |
| Densité.................... | 1013. |

### ÉLÉMENTS NORMAUX

| | Par litre | Par 24 heures. |
|---|---|---|
| Urée..................... | 17.30 | » |
| Ac. urique................. | 0.37 | » |
| Azote total................ | 7.18 | » |
| Acide phosphorique total...... | 1.48 | » |
| Chlorures................. | 8.20 | » |

### ÉLÉMENTS ANORMAUX

| | |
|---|---|
| Albumin. totales ............ | traces. |

| | Urine normale. | Urine à examiner. |
|---|---|---|
| Rapport azoturique............ | » | 84 |
| — de l'ac. urique à l'urée...... | » | 2,2 |
| — de l'ac. phosphorique à l'urée | » | 7,7 |
| — chlorures à l'urée.......... | » | 47 |

*Organes génitaux.* — Rien d'anormal, pas d'inflammation, pas de pertes, col en excellent état, museau de tanche un peu évasé.

ÉTAT PSYCHIQUE. *Instinct de la conservation.* — Par la nutrition, conservé gourmandise. Par la reproduction, pas de masturbation. Par la fuite du danger : craintive, émotive.

*Instinct du sommeil.* — Rêves fréquents et cauchemars.

*Instinct de la destruction.* — Besoin de briser les objets qui l'environnent.

*Instinct de la motilité.* — Marche normale. Logorrhée. Ecriture : floritures, lignes montantes et descendantes.

*Conservation de l'idéation et conscience.* — Idées sautillantes et embrouillées en dehors de son idée fixe de cancer utérin.

*Association des idées.* — Agencées en apparence logiquement pour arriver à une conclusion illogique, raisonne logiquement sur son illogique cancer utérin.

*Coordination.* — Déséquilibrée de la sensibilité, obsédée, impulsive.

*Traitement.* — Quatorze piqûres de cérébrine grise. Un centimèbre cube à chaque injection à jour passé.

Dès la seconde injection, amélioration ; moins d'agitation.

Dès la sixième, croit encore à son cancer utérin, mais se figure qu'il s'améliore. Ne croit plus avoir des pertes blanches ou rouges.

Après la quatorzième injection, la malade est assez améliorée pour être rendue à ses parents ; toujours primesautière et imaginative, elle ne se plaint plus cependant, de son utérus et reconnait « qu'elle a été folle ».

## OBSERVATION VIII

### (Recueillie par M. Voivenel)

— —

### Dégénéré. Saturnisme. Alcoolisme. Artério sclérose

———

#### Echec de la cérébrine

———

D... (François), 35 ans. Peintre en bâtiments, entre le 2 décembre 1906.

Rien à signaler dans les antécédents héréditaires et collatéraux.

*Antécédents personnels.* — Rien de particulier dans l'enfance: était vif et querelleur; instruction très médiocre, mauvais élève, irrégulier.

A 10 ans, blennorhagie.

Pas de maladies infectieuses, mais dès l'âge de 18 ans, alcoolisme: irrégulier au travail. est au contraire religieusement régulier aux apéritifs. Vin et absinthe (trois à quatre absinthes par jour).

*Saturnin :* Liseré, coliques, tremblement.

*Aspect physique.* — Parait plus vieux que son âge, 35 ans, mais artères de vieux, dures au pouls tendu.

Dolichocéphale; tubercule de Darwin marqué; cheveux et barbe sales en broussaille, mal plantés sur le front.

Liseré de Burton aux gencives; palais normal; les réflexes sont conservés. La sensibilité générale est plutôt obtuse.

Pas de malformations ou d'anomalies d'organes.

*Appareil respiratoire.* — Bronchite, respiration 17; pas de malformation des côtes.

*Appareil circulatoire.* — Pouls 80, dur, tendu; artères scléreuses; temporale sinueuse.

*Tube digestif.* — État saburral marqué des voies supérieures; anorexies; pituite matinale.

*Sécrétions* diminuées, peau sèche et ridée.

*Urines :*

### CARACTÈRES GÉNÉRAUX

| | |
|---|---|
| Volume de 24 heures......... | 1750 cm. c. |
| Couleur.................... | Jaune ambrée. |
| Aspect.................... | Liq. trouble. |
| Dépôt.................... | Fort peu abondant. |
| Odeur.................... | *Sui generis.* |
| Consistance.................... | Fluide. |
| Réaction.................... | Acide. |
| Densité.................... | 1015. |

### ÉLÉMENTS NORMAUX

| | Par litre. | Par 24 heures. |
|---|---|---|
| Urée.................... | 10,85 | » |
| Ac. urique.................... | 0,28 | » |
| Azote total.................... | 0,45 | » |
| Acide phosphorique total...... | 0,70 | » |
| Chlorures.................... | 5,17 | » |
| Phosphates alcalins.......... | 0,89 | » |
| — terreux.......... | 0,40 | » |

| | Urine normale. | Urine à examiner. |
|---|---|---|
| Rapport azoturique.............. | » | 78 |
| — de l'ac. urique à l'urée.... | » | 2,8 |
| — de l'ac. phosphoriq.à l'urée. | » | 3,0 |
| — Chlorures à l'urée......... | » | 51 |

*État psychique.* — Toujours violent et batailleur (a déjà couché plusieurs fois au poste pour disputes), a depuis plusieurs jours un délire très net.

*Craintes.* — Il a peur du vol et de l'assassinat; craint surtout qu'on assassine son père et lui écrit chaque jour d'une écriture tremblée, irrégulière, une lettre à peu près identique.

En voici un spécimen :

« Cher Père,

« Ayant entendu un très grand tapage à la maison et étant très étonné de ne pas t'avoir vu jeudi, je te prierais de venir demain me voir à 1 heure et en cas de quelque chose ferme toi le chien et la chatte dedans chez toi.

Si quelque chose manque porte plainte à la police. Tiens-toi barricadé bien comme il faut, car on pourrait te faire un mauvais coup ».

*Hallucinations :*

*Auditives.* — Entend le voisin percer le mur de sa chambre « pour l'étrangler ».

*Visuelles.* — Voit un assassin « avec un grand bâton », l'attendre au bout de l'escalier.

*Traitement.* — Cérébrine dès son entrée, 20 piqûres. *Pas de résultat.* Continue chaque jour à entendre et à

voir assassiner son père et doit assister à son enterre-
ment.

Cette absence de résultat est logique ; la cérébrine ne
peut supprimer une influence toxique, saturnine et
alcoolique suffisamment prolongée pour avoir modifié
définitivement et le neurone cortical et les vaisseaux
cérébraux.

# CONCLUSIONS

1° Les maladies mentales sont des maladies du cerveau et toutes ont un substratum anatomique;

2° La cellule nerveuse est, comme toute cellule de l'organisme une cellule parfois atteinte d'insuffi-sance;

3° La pensée, pour se manifester normalement, a besoin de l'intégrité de la substance grise céré-brale et de l'intégrité de la substance blanche;

4° Quant la substance grise est insuffisante on est autorisé à remédier à cette insuffisance en injec-tant de l'extrait de substance grise;

5° Quand la substance blanche est lésée on est logique en voulant faire l'opothérapie à l'aide de la cérébrine blanche, c'est-à-dire de l'extrait de substance blanche;

6° La cérébrine grise nous a donné d'excellents résultats dans les polio-encéphalites, en particulier dans la mélancolie ;

7° Etant donné que les diverses médications employées dans les polio-encéphalites donnent des résultats très discutables, nous pouvons après les expériences de MM. Rémond et Voivenel conclure que l'opothérapie cérébrale est une nouvelle et importante conquête dans le traitement des maladies mentales ;

8° Toutefois, il ne faudrait pas conclure que c'est là une panacée universelle des maladies mentales. Quand la cellule cérébrale est atteinte de troubles trop marqués, qu'avec elle sont lésés les vaisseaux cérébraux, les injections de cérébrine donneront un résultat négatif. C'est ce que montre l'observation VIII.

# BIBLIOGRAPHIE

---

GRASSET. — Anatomie clinique des centres nerveux.

FALLOT. — Le cerveau des criminels (*Arch. d'anthrop. crimin.*, 1889).

VAN GEHUCHTEN. — Les centres de Flechsig (*Journal de neurologie*, 1897).

RAMON Y CAJAL. — Estudios sobre la cortezza cerebral' humana.

RÉMOND (de Metz). — Maladies mentales.

L. LARGIFFE. — Pathologie générale de la cellule nerveuse.

L. LAGRIFFE. — Abcès du lobe temporal droit, d'origine inconnue (*Archives de neurologie*, 1901).

MAGNAN et SÉRIEUX. — Le délire chronique.

RITTI. — Thérapeutique de la mélancolie,

CHRISTIAN et RITTI. — *Dictionn. encycl. des Sc. médicales.*

RÉGIS. — Thèse, 1879. Dynamie fonctionnelle.

TORTE. — Encéphalite aiguë infantile (Thèse, Toulouse 1900).

GRASSET. — Automatisme psychologique (Leçon clin. méd.).

CONSTANTIN (Paul). — Transfusion nerveuse, *Soc. thérap.*, 1892.

BROWN-SÉQUARD et D'ARSONVAL. — Médication orchitique. (*Arch. de physiol.*, 1891).

GILBERT et CARNOT. — L'opothérapie.

RAYMOND et P. JANET. — Névroses et idées fixes.

ROUGEAN. — Sang chez les aliénés. Thèse, Toulouse, 1906.

FÉRÉ. — Pathologie des émotions, 1892.

MAGNAN et PÉCHARMAN. — Notions de thérap. génér. des maladies mentales.

SÉGLAS. — Leçons cliniques sur les maladies mentales et nerveuses.

MENDEL. — Le délire hallucinatoire.

SCHÜLE. — Zur Paranoia. — Allg. Zeistschrift für Psychiatrie, 1893.

ROGER. — Intoxication, *in Traité de Pathol. génér.*, BOUCHARD.

RÉMOND et VOIVENEL. — Communication à la *Société médico-psychologique*, 1907.

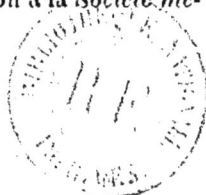

Imprimerie Ouvrière, 53, rue Bayard, Toulouse.

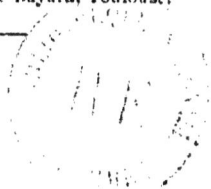